Dr. med. Jörg Hennig
Jenny-Beth Schmitt

THE CORONA FIGHTERS'

KONTAKT
LOGBUCH

mit Gesundheitspass

Eine Hilfe beim
Selbst-Management in der
Corona-Pandemie

BEWEGUNGistMEDIZIN.de

In der Hoffnung, dass dieses Booklet zur Gesundheitsförderung beiträgt und vielen Menschen Unterstützung bietet.

THE CORONA FIGHTERS

Dr. med. Jörg Hennig
Jenny-Beth Schmitt

THE CORONA FIGHTERS'

KONTAKT
LOGBUCH

mit Gesundheitspass

Eine Hilfe beim
Selbst-Management in der
Corona-Pandemie

BEWEGUNGistMEDIZIN.de

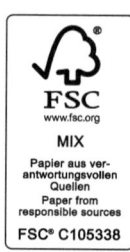

© 2020 Dr. Jörg Hennig, Jenny Schmitt, Oelde

Herstellung und Verlag:
BoD – Books on Demand, Norderstedt

Originalausgabe:
1. deutschsprachige Auflage 2020
ISBN 978-3-75266-228-3

THE CORONA FIGHTERS ist eine Aktion der Praxis Dr. Hennig

Umschlagfotos © by Dr. Hennig

Einleitung

Dieses Buch soll helfen, die Corona-Pandemie für sich selbst zu managen.

Sowohl die für eine Behandlung chronisch Kranker wichtigen Daten zu erfassen, als auch eine mögliche Corona-Infektion zu managen. Dazu gehört auch die Kontakt-Rückverfolgung nach stattgehabter Infektion.

Als Hausarztpraxis, die in der Behandlung von Patienten mit COVID-19 in der ersten Reihe steht, kennen wir auch die mit der Rückverfolgung auftretenden Probleme. Das Gesundheitsamt fragt im Falle einer festgestellten Infektion mit SARS-CoV-2 in der Rückverfolgung nach den Kontakten, die 48 Stunden vor Symptombeginn oder (falls früher erfolgt) positivem Abstrich auf SARS-CoV-2 stattfanden.

Wie behält man nur den Überblick über die stattgehabten Kontakte? Entweder man nutzt die Corona-Warn-App und alle anderen nutzen die auch ... Oder man führt ein persönliches Kontakte-Logbuch.

Dieses persönliche Kontakte-Logbuch kann auch persönlich und geheim bleiben solange bis der Fall der erforderlichen Kontakt-Rückverfolgung stattfinden muss, um seine Kontaktpersonen zu warnen und diese auf SARS-CoV-2 testen zu lassen.

Kontaktpersonen sind oft Menschen, die einem wichtig sind ... Familie, Eltern, Kinder und Geschwister, auch und besonders wenn man in getrennten Haushalten lebt, Arbeitskolleg*innen, Freund*innen, Bekannte, Sportskamerad*innen, etc.

Darum wurde hier ein Kontakte-Logbuch konzipiert, das diese Rückverfolgung um so vieles vereinfacht und dadurch die Menschen schützen kann, die man nicht vermissen möchte ...

Aber auch die tägliche Bewegung an der frischen Luft kann hier dokumentiert werden. Denn Bewegung verbessert das Immunsystem und die psychische Verfassung. Damit man besser durch diese Zeiten der Pandemie kommt.

Wir sind jederzeit offen und dankbar für gute Verbesserungsvorschläge. Schreiben Sie den Autoren gerne an **rezept@dr-hennig.de.**

Weitere Informationen auf
http://thecoronafighters.de/corona-influenza/
oder über Facebook: **fb.me/TheCoronaFighters**

Den Nutzern dieses besonderen Buchs wünschen wir Gesundheit und viele schöne aber auch sichere Stunden mit ihren Lieben.

Die Autoren

Dr. med. Jörg Hennig   *Jenny-Beth Schmitt*

THE CORONA FIGHTERS

INHALTSVERZEICHNIS

Diese Ausgabe entstand in Kooperation mit

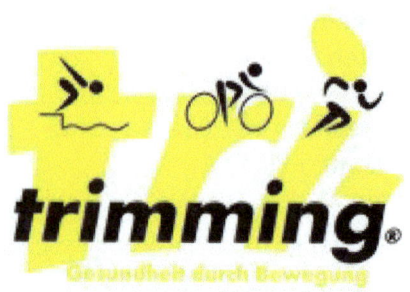

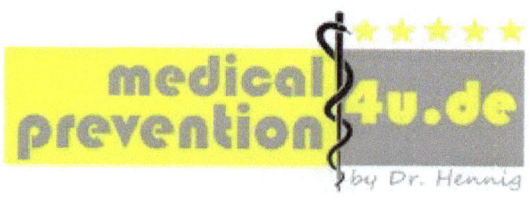

Treiben Sie Sport im Freien und für sich, damit Sie Ihr Immunsystem weiter stärken und fit sind nicht nur für diese besondere Zeit.

Wir empfehlen TRI-TRIMMING.de

I. Meine (Patienten-)Daten

Gesundheitspass und Persönliches

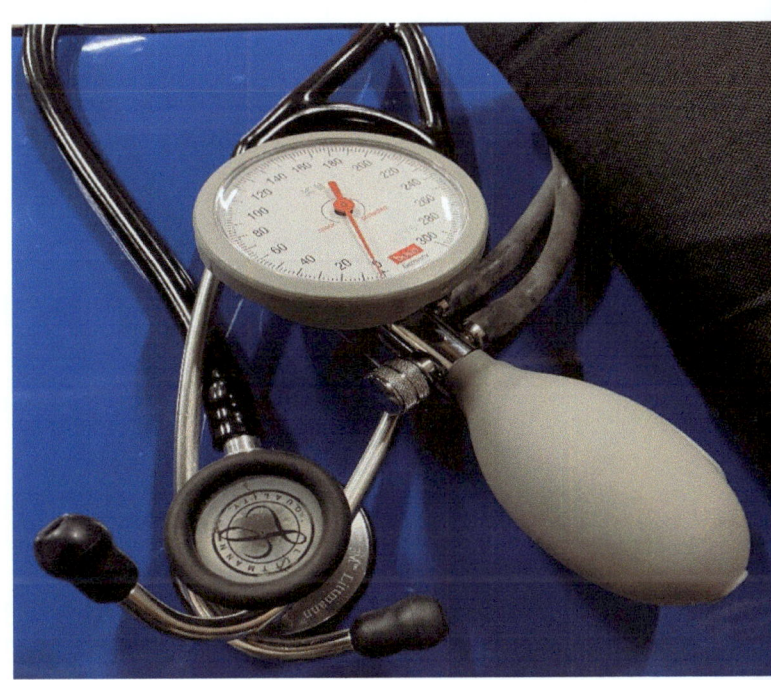

Meine Daten

Name	
Vorname	
Geburtsdatum	
Krankenkasse	
Adresse	

Größe (cm)	
Gewicht (kg)	

Blutgruppe	
Allergien	

	√
Organspendeausweis	
Patientenverfügung	
Betreuungsvollmacht	

Behandelnde Ärzte

Hausarzt	
Notarzt	Kassenärztlicher Notdienst
112	116 117

Chronische Erkrankungen

o Diabetes   o Schilddrüsenerkrankung
o Bluthochdruck   o KHK
o Herzschwäche   o Lungenerkrankung
o Schlaganfall   o erhöhte Blutfette
o Operationen   o Krebserkrankungen
o Thrombose   o Baucherkrankungen
o Sonstige:

o keine

Erste Bezugsperson im Falle einer Erkrankung

(z. B. falls nur eine Kontaktperson in der Klinik möglich)

Name	
Adresse	
Telefon	

☐   Für diese Person liegt eine Betreuungsvollmacht vor.

Medikamenteneinnahmen

Name/Wirkstoff	M	M	A

Morgens/Mittags/Abends

Impfstatus

Letzte Impfungen	Datum
Grippe	
Pneumokokken	
SARS-CoV-2	

Vitamin-D-Spiegel

Datum	Wert

Kleine Corona Patientenverfügung

(ersetzt keine ordentliche Patientenverfügung!!!)

Im Falle eine Corona-Infektion (COVID-19) mit schwerem Verlauf wünsche ich:

√		
	Stationäre Behandlung	
	Intensivmedizinische Behandlung	
	Nicht invasive Beatmung	
	Invasive Beatmung	

JAHRESPLANER / WICHTIGE TERMINE

JANUAR	
FEBRUAR	
MÄRZ	
APRIL	
MAI	
JUNI	

JULI	
AUGUST	
SEPTEMBER	
OKTOBER	
NOVEMBER	
DEZEMBER	

To-Do-Liste

!	To-Do	√
	Patientenverfügung im Falle COVID-19	
	Betreuungsverfügung	
	Impfungen für die „Infektezeit"	

Absolvierte Corona-Tests

Datum	Test-Art (PCR, Antigen, Antikörper)	+/-

+ Ergebnis positiv, - Ergebnis negativ

II. Krankheitsdokumentation

Einfache Infektsymptome und
Corona-Infektion (COVID-19)

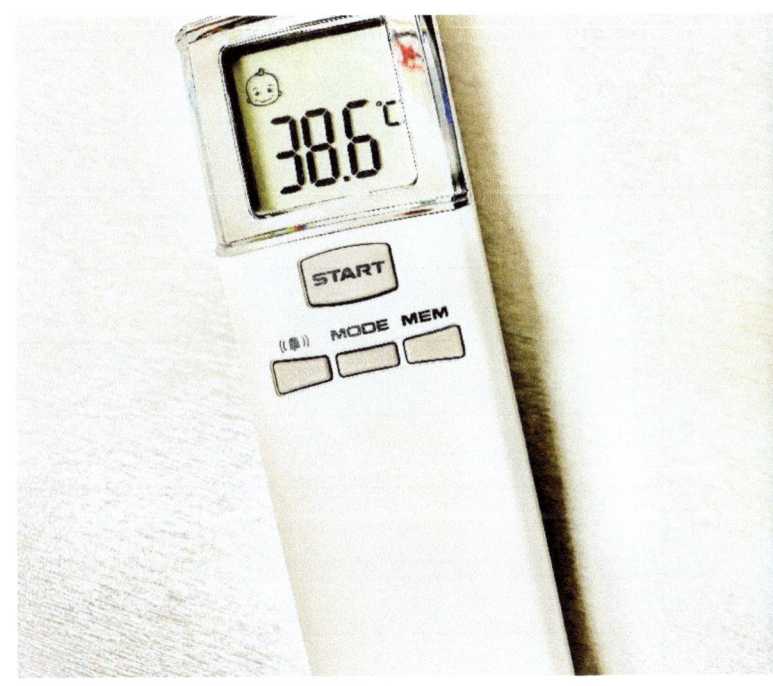

1. Historie Corona-Erkrankung/Infektsymptome

	Datum
Erste Symptome	
Erfolgter Abstrich	
Quarantänezeit	

Datum	Arzt/Symptome/Therapie/Temperatur

2. Historie Corona-Erkrankung/Infektsymptome

	Datum
Erste Symptome	
Erfolgter Abstrich	
Quarantänezeit	

Datum	Arzt/Symptome/Therapie/Temperatur

3. Historie Corona-Erkrankung/Infektsymptome

	Datum
Erste Symptome	
Erfolgter Abstrich	
Quarantänezeit	

Datum	Arzt/Symptome/Therapie/Temperatur

III. Bewegungstagebuch

TRI-TRIMMING®
Schwimmen
Laufen/Gehen/Walken
Radfahren

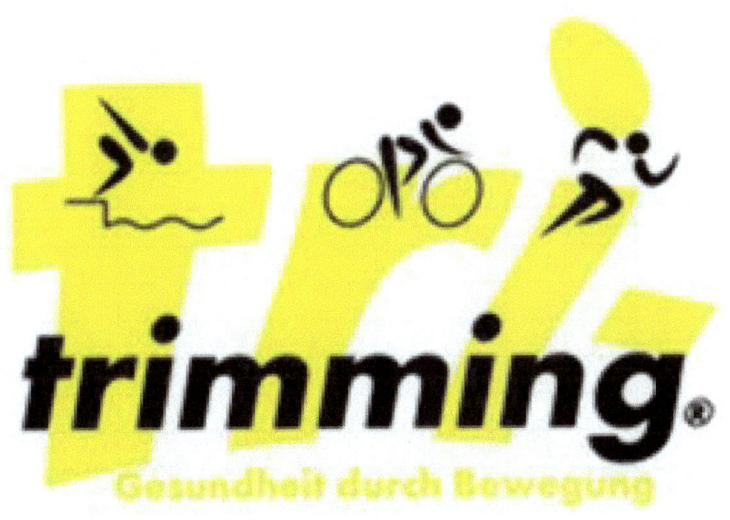

(Wenn man im Falle einer stationären Aufnahme den ersten Teil des Buches in der behandelnden Klinik abgeben möchte, kann man die folgenden Seiten hier in einem Stück herausreißen, um Datenschutz zu wahren.)

TRI-Trimming ®

KW	Swim	Bike	Run	√
1.				
2.				
3.				
4.				
5.				
6.				
7.				
8.				
9.				
10.				
11.				
12.				
13.				
14.				
15.				
16.				
17.				
18.				
19.				
20.				
21.				
22.				
23.				
24.				
25.				
26.				
27.				
28.				

KW	Swim	Bike	Run	√
29.				
30.				
31.				
32.				
33.				
34.				
35.				
36.				
37.				
38.				
39.				
40.				
41.				
42.				
43.				
44.				
45.				
46.				
47.				
48.				
49.				
50.				
51.				
52.				
53.				
Ziel erreicht				

Ausführliche tägliche Dokumentationsmöglichkeit in: Hennig/Schmitt: TRI-Trimming®, siehe Seite 82

Wer rastet der rostet …! - TRI-Trimming®

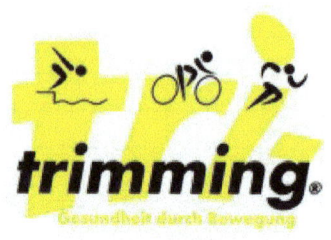

Tri-Trimming® ist eigentlich keine neue Sportart, sondern Tri-Trimming® besteht aus den Ausdauersportarten Schwimmen, Radfahren und Laufen.

Sportmedizinisch ist hinreichend bekannt, dass insbesondere die Kombination dieser drei Sportarten für die Gesundheit förderlich ist. Durch die Abwechslung der Bewegungsmuster treten auch bei Anfängern weniger häufig Sportschäden oder Sportverletzungen auf.

Tri-Trimming® umfasst die Durchführung einer Distanz eines Volkstriathlons, absolviert in einer Woche:
500 m schwimmen, 20 km Radfahren und 5 km Laufen pro Woche. Dabei ist es egal, wie man es aufteilt.

Beispiele:
Montag bis Freitag täglich 100 m schwimmen, 4 km Radfahren und 1 km Laufen oder
Montag 500 m schwimmen, Mittwoch 20 km Radfahren und Freitag 5 km Laufen oder
Mo-Fr tgl. 500 m laufend zum Bäcker und zurück, 2 km mit dem Rad zur Arbeit und danach zurück und am Wochenende 500 m schwimmen oder… oder … oder …

Weitere Info: www.tri-trimming.de
Hennig/Schmitt: TRI-Trimming®, siehe Seite 137 ⇒

IV. Kontakt-Logbuch

✓ 1000-Kontakte-Logbuch

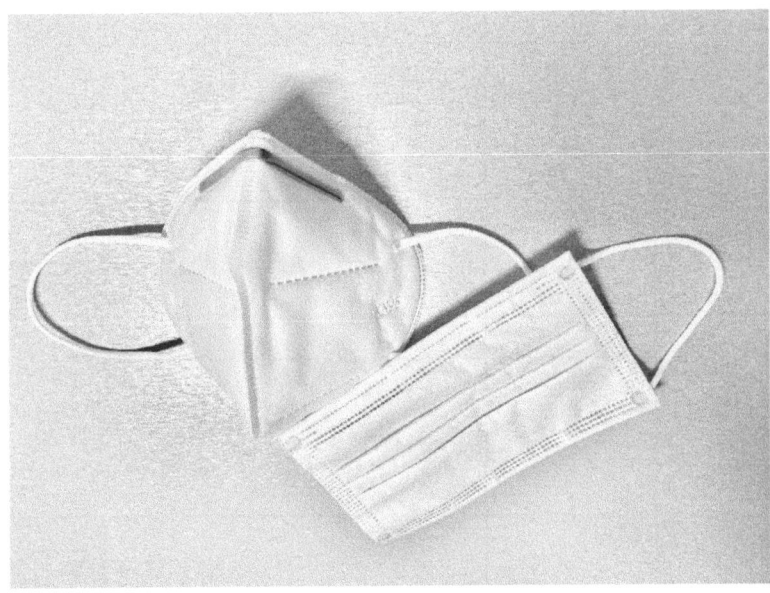

▶ Person mit ≥15 Min. face-to-face Kontakt (Gesicht zu Gesicht)

▶ Längere Exposition (Ausgesetztsein) (z.B. 30 Minuten) in Raum mit hoher Konzentration infektiöser Aerosol

▶ Direkter Kontakt zu Sekreten (Speichel etc.)

JAHRESPLANER / WICHTIGE TERMINE / EREIGNISSE

JANUAR	
FEBRUAR	
MÄRZ	
APRIL	
MAI	
JUNI	

JULI	
AUGUST	
SEPTEMBER	
OKTOBER	
NOVEMBER	
DEZEMBER	

1000-Kontakte-Logbuch

Beispiel:

Datum	Kontaktperson/-gruppe	Δ	☹
11.11.	Arbeitskollegen	X	X
11.11.	Freundin (TRI-Trimming®)		X
11.11.	Skat-Runde	X	

Δ ankreuzen: Kontakt im geschlossenen Raum
☹ ankreuzen: Kontakt ohne Mund-Nasen-Schutz

Datum	Kontaktperson/-gruppe	Δ	☹

Datum	Kontaktperson/-gruppe	Δ	☹

Datum	Kontaktperson/-gruppe	Δ	☹

Datum	Kontaktperson/-gruppe	Δ	☹

Datum	Kontaktperson/-gruppe	Δ	☹

Datum	Kontaktperson/-gruppe	Δ	☹

Datum	Kontaktperson/-gruppe	Δ	☹

Datum	Kontaktperson/-gruppe	Δ	☹

Datum	Kontaktperson/-gruppe	Δ	☹

Datum	Kontaktperson/-gruppe	Δ	☹

Datum	Kontaktperson/-gruppe	Δ	☹

Datum	Kontaktperson/-gruppe	Δ	☹

Datum	Kontaktperson/-gruppe	Δ	☹

Datum	Kontaktperson/-gruppe	Δ	☹

Datum	Kontaktperson/-gruppe	Δ	☹

Datum	Kontaktperson/-gruppe	Δ	☹

Datum	Kontaktperson/-gruppe	Δ	☹

Datum	Kontaktperson/-gruppe	Δ	☹

Datum	Kontaktperson/-gruppe	Δ	☹

Datum	Kontaktperson/-gruppe	Δ	☹

Datum	Kontaktperson/-gruppe	Δ	☹

Datum	Kontaktperson/-gruppe	Δ	☹

Datum	Kontaktperson/-gruppe	Δ	☹

Datum	Kontaktperson/-gruppe	Δ	☹

Datum	Kontaktperson/-gruppe	Δ	☹

Datum	Kontaktperson/-gruppe	Δ	☹

Datum	Kontaktperson/-gruppe	Δ	☹

Datum	Kontaktperson/-gruppe	Δ	☹

Datum	Kontaktperson/-gruppe	Δ	☹

Datum	Kontaktperson/-gruppe	Δ	☹

Datum	Kontaktperson/-gruppe	Δ	☹

Datum	Kontaktperson/-gruppe	Δ	☹

Datum	Kontaktperson/-gruppe	Δ	☹

Datum	Kontaktperson/-gruppe	Δ	☹

Datum	Kontaktperson/-gruppe	Δ	☹

Datum	Kontaktperson/-gruppe	Δ	☹

Datum	Kontaktperson/-gruppe	Δ	☹

Datum	Kontaktperson/-gruppe	Δ	☹

Datum	Kontaktperson/-gruppe	Δ	☹

Datum	Kontaktperson/-gruppe	Δ	☹

Datum	Kontaktperson/-gruppe	Δ	☹

Datum	Kontaktperson/-gruppe	Δ	☹

Datum	Kontaktperson/-gruppe	Δ	☹

Datum	Kontaktperson/-gruppe	Δ	☹

Datum	Kontaktperson/-gruppe	Δ	☹

Datum	Kontaktperson/-gruppe	Δ	☹

Datum	Kontaktperson/-gruppe	Δ	☹

Datum	Kontaktperson/-gruppe	Δ	☹

Datum	Kontaktperson/-gruppe	Δ	☹

Datum	Kontaktperson/-gruppe	Δ	☹

Datum	Kontaktperson/-gruppe	△	☹

Datum	Kontaktperson/-gruppe	Δ	☹

Datum	Kontaktperson/-gruppe	Δ	☹

Datum	Kontaktperson/-gruppe	Δ	☹

Datum	Kontaktperson/-gruppe	Δ	☹

Datum	Kontaktperson/-gruppe	Δ	☹

Datum	Kontaktperson/-gruppe	Δ	☹

Datum	Kontaktperson/-gruppe	Δ	☹

Datum	Kontaktperson/-gruppe	Δ	☹

Datum	Kontaktperson/-gruppe	Δ	☹

Datum	Kontaktperson/-gruppe	Δ	☹

Datum	Kontaktperson/-gruppe	Δ	☹

Datum	Kontaktperson/-gruppe	△	☹

Datum	Kontaktperson/-gruppe	Δ	☹

Datum	Kontaktperson/-gruppe	Δ	☹

Datum	Kontaktperson/-gruppe	Δ	☹

Datum	Kontaktperson/-gruppe	Δ	☹

V. Anhang

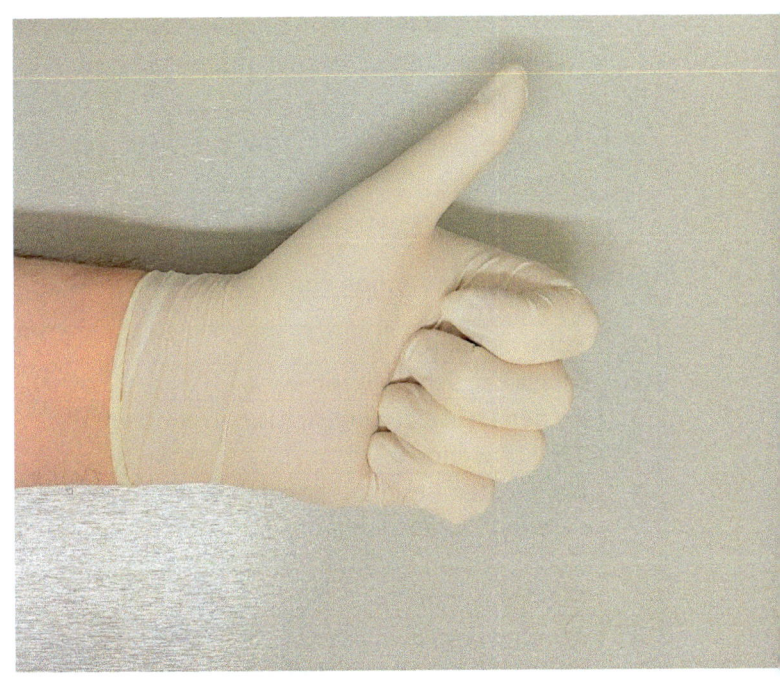

Symptome bei COVID-19

Die Symptome einer Corona-Infektion (COVID-19) sind ähnlich denen eines grippalen Infektes oder einer Influenza. Aber es gibt spezifische Symptome, die eher auf COVID-19 deuten:

- ✓ *Husten und Fieber*
- ✓ *neu aufgetretene oder verschlechternde Kurzatmigkeit,*
- ✓ *Verlust von Geruchs- und Geschmackssinn*
- ✓ *Halskratzen, Schnupfen, Kopf- und Gliederschmerzen, Übelkeit, Durchfall und Schüttelfrost*

Verhalten bei Symptomen von COVID-19

1.	Ruhe bewahren
2.	Möglichst sich isolieren
3.	An den Hausarzt oder Ärztlichen Notdienst 116117 wenden
4.	Bei leichten Beschwerden behandelt man COVID-19 wie einen einfachen Infekt: Fieber senken und Behandeln von Gliederschmerzen
5.	Bei schweren Symptomen wie Luftnot baldigst eine stationäre Aufnahme anstreben
6.	Den Hausarzt oder Ärztlichen Notdienst oder das Gesundheitsamt nach einem Corona-Test fragen

Corona-Test bei Kontaktpersonen

In der Regel entscheidet das Gesundheitsamt ob und welche Kontaktpersonen auf SARS-CoV-2 getestet werden. Aktuell werden ohne Symptome getestet:

▶ Person mit ≥15 Min. face-to-face Kontakt (Gesicht zu Gesicht)

▶ Längere Exposition (Ausgesetztsein) (z.B. 30 Minuten) in Raum mit hoher Konzentration infektiöser Aerosol

▶ Direkter Kontakt zu Sekreten (Speichel etc.)

Aktuelle Informationen

✓ https://www.worldometers.info/coronavirus/country/germany/

✓ www.rki.de

✓ www.TheCoronaFighters.de/corona-influenza/

Info über Corona-Tests

Aktuell gibt es folgende Tests auf SARS-CoV-2:

✓ **PCR-Test**
aktuell genauester Test, durch (Mund-)Rachenabstrich gewonnen, im Labor ausgewertet. Dauer bis zu 72 Stunden.

✓ **Antigen-(Schnell-)Test**
beim Arzt durch (Nasen-)Rachenabstrich gewonnen, sofort ausgewertet. Dauer bis zu 30 min.

✓ **Antikörper-Test**
im Blut getestet, zeigt durchgemachte Infektion, sollte Immunität nachweisen

Autoren und deren Bücher

Dr. med. Jörg Hennig

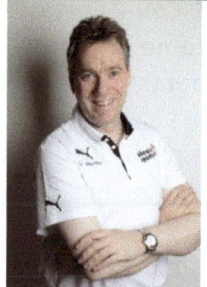

Facharzt für Allgemeinmedizin, Sportmedizin, Gesundheits-förderung und Prävention

Lehrarzt der Westfälischen Wilhelms-Universität Münster
3. Vorsitzender des Sportärztebund Westfalen

Jenny-Beth Schmitt

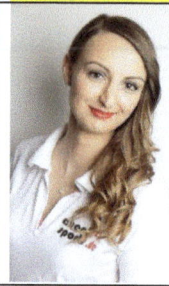

Medizinische Fachangestellte, Versorgungsassistentin in der Hausarztpraxis (VerAH), Nichtärztliche Praxisassistentin (NäPa),
Entlastende Versorgungsassistentin (EVA)

THE CORONA FIGHTERS

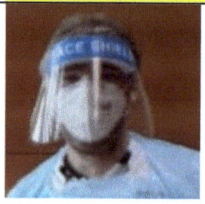

TheCoronaFighters.de ist eine Aufklärungsaktion der Praxis Dr. med. Jörg Hennig in Oelde.

Weitere Infos unter:

➢ www.TheCoronaFighters.de
➢ www.facebook.com/TheCoronaFighters

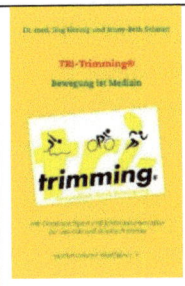

TRI-Trimming®
Bewegung ist Medizin

Hennig, Dr. med. Jörg;
Schmitt, Jenny-Beth

ISBN 978-3-75287-745-8
2. Auflage 2020, BoD
140 Seiten, 12x19 cm, Paperback
€ 11,90

Bewegung ist Medizin. Darum hat der Autor die Gesundheits-Aktion TRI-Trimming® ins Leben gerufen.

Das Buch ist so konzipiert, dass chronisch Kranke (insbesondere auch Patienten im DMP) die Therapie ihrer Krankheit mit Alltags-Bewegung selbst managen und Fortschritte dokumentieren können.

Wer rastet der rostet ... Mach' TRI-Trimming®

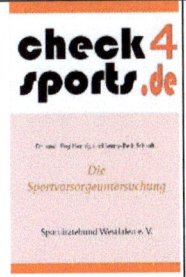

check4sports®
Die Sportvorsorgeuntersuchung

Hennig, Dr. med. Jörg;
Schmitt, Jenny-Beth

ISBN 978-3-75046-131-4
2. Auflage 2020, BoD
54 Seiten, 12x19 cm, Paperback
€ 8,90

Ein Schwerpunkt der Sportmedizin ist die Prävention: Neulinge und Wiedereinsteiger im Sport wie auch routinierte Sporttreibende sollten unbedingt zum check4sports®, um Risiken aufzudecken und das Training zu steuern.

ZIEL DIESES BUCHES ist es, diese regelmäßigen Vorsorgeuntersuchungen und den Gesundheitszustand des Sportlers über fünf Jahre zu dokumentieren.

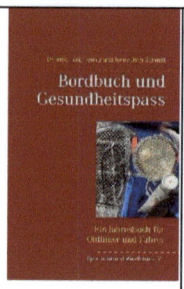

Bordbuch und Gesundheitspass

Ein Jahresbuch für Oldtimer und Fahrer

Hennig, Dr. med. Jörg;
Schmitt, Jenny-Beth

ISBN 978-3-75282-412-4
3. deutschsprachige Auflage 2020, BoD
82 Seiten, 12x19 cm, Paperback
€ 9,90

Ärzte wissen, dass nicht nur der Oldtimer umsorgt werden sollte, sondern auch die Gesundheit des Fahrers bzw. der Fahrerin.
Vorsorgeuntersuchungen und Behandlungen sowie die Bewegung werden deshalb in diesem Bordbuch für Fahrer und Oldtimer gleichermaßen geplant und dokumentiert.

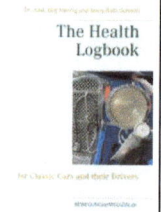

The Health Logbook

for Classic Cars and their Drivers

Hennig, Dr. med. Jörg;
Schmitt, Jenny-Beth

ISBN 978-3-75044-066-1
2. englischsprachige Auflage 2020, BoD
82 S., Paperback
€ 9,90

Doctors know that not only the classic car should be looked after, but also the health of the driver.
Preventive examinations and treatments as well as movement are therefore planned and documented in this logbook for drivers and classic cars alike.

Die Schriftenreihe der Autoren wird fortgesetzt.